Nouveau moyen curatif contre la Teigne.

NOUVEAU
MOYEN CURATIF

CONTRE

LA TEIGNE ET LES DARTRES,

DÉDIÉ

AUX MÉDECINS ÉCLAIRÉS ET AMIS DE LA VÉRITÉ

QUI, AYANT RECONNU L'EFFICACITÉ DU MOYEN PROPOSÉ, NE MANQUERONT PAS DE LE PROPAGER POUR LE SOULAGEMENT DE L'HUMANITÉ,

ET AUX AMES CHARITABLES

QUI S'OCCUPENT DE PORTER DES SECOURS AUX MALHEUREUX.

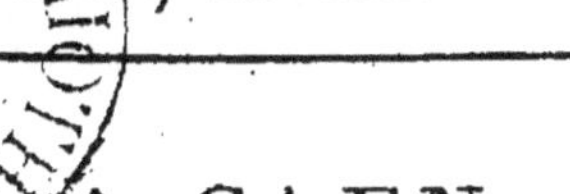

Prix, 25 centimes.

A CAEN,

DE L'IMPRIMERIE DE BONNESERRE, RUE FROIDE,

1824.

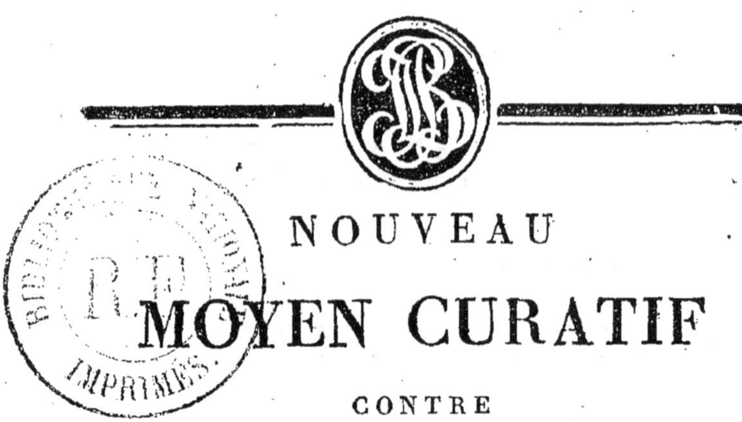

NOUVEAU
MOYEN CURATIF
CONTRE
LA TEIGNE ET LES DARTRES.

CES deux maladies exigent absolument le
même traitement; il sera plus ou moins long,
suivant que l'espèce de chacune sera plus ou
moins maligne et invétérée; mais on sera
sûr de se guérir de l'une et de l'autre, en
faisant usage des moyens simples et salutaires
dont il sera parlé ci-après.

La teigne est une maladie de peau qui
attaque particulièrement ce que l'on nomme
le cuir chevelu. Elle se répand quelquefois sur
la figure, et quelquefois même par tout le corps,
et avec plus ou moins d'opiniâtreté. Le savant
M. Alibert, médecin du Roi, en a désigné
de cinq espèces :

La faveuse,
La granulée,
La furfuracée,
L'amiantacée,
La muqueuse.

Nous ne donnerons la description d'aucune, n'importe la forme, la couleur, la tenacité, les différentes odeurs plus ou moins infectes du mal ; nous dirons seulement que cette maladie existe ordinairement depuis la plus tendre enfance jusqu'à l'âge de vingt ans et plus, mais qu'elle est rare dans la vieillesse ; que les riches n'en sont pas plus exempts que les autres ; que la malpropreté et la mauvaise nourriture, chez les pauvres, sont quelquefois cause du développement de cette maladie, et que c'est pourquoi elle s'y rencontre le plus souvent. La moins maligne est toujours pour le sujet qui en est affecté, un des fléaux des plus dégoûtans que l'humanité ait à supporter, et malheureusement les remèdes indiqués jusqu'ici n'ont été que très-violens, très-suspects ou très-insignifians. Ce malheureux système de la calotte est une chose épouvantable pour ceux qui sont soumis à ce moyen, et pour ceux ou celles qui sont, par leur état, destinés à l'employer. Les onguens, les poudres, les cataplasmes qui suivent cette première opération, ne sont autre que des remèdes extrêmement caustiques et dangereux; soit de l'eau de chaux, du vert de gris (ou acétate de cuivre), du mercure doux (ou protochlorure de mercure), de l'arsenic même, du sublimé corrosif (ou du deutolchlorure de mercure), du blanc de plomb (ou sous-carbonate de plomb, etc.). Le meilleur de tous les remèdes préconisés jusqu'à ce jour, ou au moins celui qui paroît avec plus d'avantage, ne nous semble ni plus court, ni plus agréable, ni moins dangereux que les autres. La causticité en est

prouvée par la dépilation (tombe des cheveux)
et la crainte d'en faire usage sur les jeunes enfans. C'est avec raison qu'on recommande la
prudence dans son usage ; car puisqu'il est dé-
montré que le système cutané est organisé de
manière à porter de l'extérieur à l'intérieur les
impressions qu'il reçoit ; puisqu'il est reconnu
que l'on peut être purgé au moyen de cataplasmes ou de frictions ; que les personnes peu
habituées dans les magasins des droguistes, se
trouvent purgées en ayant seulement les mains
dans les substances purgatives ; puisqu'il suffit
de frictionner avec le mercure pour le faire
entrer à l'intérieur ; puisqu'enfin l'on a remar-
qué des empoisonnemens occasionnés par des
cataplasmes appliqués sur des cancers, nous
devons donc penser que les remèdes caustiques
et empoisonnés que l'on emploie contre la maladie dont est question, doivent être à craindre
et peuvent être d'un funeste résultat pour les
sujets qui y sont soumis, et il nous paroîtroit
qu'ayant été guéris par ces moyens, on pour-
roit bien mourir empoisonné avec tous ces
remèdes plus ou moins dangereux. Le traitement dure plusieurs mois, quelquefois des an-
nées, et quelquefois inutilement.

Voici le traitement que nous proposons
comme le plus prompt, le plus commode,
comme le réparateur de toute l'économie hu-
maine et capable de guérir en même-temps une
infinité de misères auxquelles sont sujets les malheureux atteints de cette maladie, particulièrement les vers, les scrophules et divers engor-
gemens glanduleux, les clous, les dépôts, etc.

*

TRAITEMENT DE LA TEIGNE.

Il faut prendre par jour trois verres de tisanne faite avec la racine de bardane et la racine de patience, dans laquelle on ajoute du miel.

Il faut couper les cheveux le plus ras possible, et bien laver la tête deux fois par jour avec l'Eau de Benjoin composée, et à froid.

Il faut purger au moins deux fois par semaine avec la Liqueur de Benjoin composée.

Il est quelquefois nécessaire de rapprocher les purgations, sur-tout dans les commencemens. Cela dépend et doit être guidé d'après la force du tempérament du sujet : un sujet gras et robuste doit être purgé avec plus d'activité qu'un sujet maigre et foible.

Les enfans trop jeunes sont dispensés de la tisanne ; mais ceux qui en prendront seront toujours mieux et se guériront plus vite.

Quand on aura usé de l'Eau de Benjoin pendant trois semaines à un mois, on devra ajouter un quart de la Liqueur purgative de Benjoin pour donner de la force au lavage.

Pour pratiquer ce lavage, on emploie une petite éponge et on imbibe bien la tête ainsi que toutes les parties malades, soit à la figure ou ailleurs. On doit avoir aussi une petite brosse pour en frotter de temps en temps la tête et faciliter la chûte des croûtes. Loin de faire tomber les cheveux, cette lotion les fortifie et ils ne tardent pas à être repoussés après la guérison et ne seront que plus beaux.

On peut employer ces moyens chez tous les sujets, quelque jeunes et foibles qu'ils soient.

On est certain de les rappeler à la santé toutes fois que des vices organiques n'y apportent point d'obstacles. Nous pensons que cette maladie n'est pas purement locale et que tout le système lymphatique a besoin d'une dépuration générale. Les malades doivent toujours avoir, autant que possible, une bonne nourriture. La meilleure est le gras. Ils doivent aussi éviter l'humidité des pieds, et on ne doit mettre sur la tête qu'un linge blanc et le bonnet par-dessus. Les personnes déjà âgées peuvent se tenir coiffées comme à l'ordinaire, ayant soin seulement de ne pas laisser trop long-temps le même linge; c'est-à-dire, enfin, qu'il ne faut pas tenir la tête trop chargée, comme beaucoup de personnes le font mal à propos.

Cette Eau est si peu à craindre pour l'usage que nous indiquons, que l'on peut s'en laver la bouche et en avaler si on veut : elle ne peut faire que du bien.

Le premier avantage de ce traitement est d'anéantir, dès au bout de trois jours, la fétidité que répand souvent la tête; d'appaiser la démangeaison qui est quelquefois insupportable; comme aussi la vermine, qui souvent est en grand nombre dans ces affections, se trouvera détruite, quoiqu'elle résiste encore long-temps, si les gales sont épaisses; c'est pourquoi il est utile de brosser souvent et de bien imbiber avec l'Eau de Benjoin.

DARTRES.

M. Alibert en compte sept espèces :
La furfuracée,
La squamieuse,
La crustacée,
La rongeante,
La pustuleuse,
La phlicténoïde,
L'hérythémoïde.

N'importe les noms et les différentes formes de ces maladies, nous n'en donnerons pas plus la description que des précédentes ; seulement nous indiquons remède. Le traitement est absolument le même que pour la teigne ; seulement il ne sera pas utile de renforcer l'Eau de Benjoin ; elle suffira seule pour laver toutes les parties affectées de dartres deux fois par jour. On prendra la même tisanne (de bardane, patience et miel), et on se purgera avec la Liqueur de Benjoin. Elles se guériront plus ou moins vite, suivant qu'elles seront plus ou moins anciennes, et suivant aussi qu'elles seront bénignes ou malignes. S'il y avoit complication de scrophules, de douleurs dans les membres, de goutte ou toute autre infirmité, on peut en toute sureté faire usage du moyen que nous indiquons. Nous ne citerons aucunes personnes guéries, dans la crainte de les choquer, ces maladies étant, par préjugé, ordinairement entachées d'une remarque défavorable ; nous nous contenterons de dire que ces moyens peuvent être signalés avantageusement par des médecins éclairés, par des personnes à la tête d'établissemens charitables, et par une certaine quantité d'autres personnes. Nous pouvons en indiquer de l'âge de deux ans, trois ans, dix ans, vingt-deux et vingt-cinq ans, guéries, depuis six mois, un an, deux ans et huit ans. Ceci pour la maladie de tête.

Nous pouvons également en indiquer de l'âge d'un an, deux ans, jusqu'à soixante-dix ans, guéries depuis trois mois, un an, deux ans et huit ans. Ceci pour les dartres.

Doses de la Liqueur de Benjoin, qui est purgative, apéritive, diaphorétique, stomachique, etc.

Pour une grande personne, un petit flacon qui contient un seizième de litre.

De 9 à 12 ans, deux cuillerées à bouche.

De 6 à 9 ans, une cuillerée et demie.

De 4 à 6 ans, une cuillerée forte.

De 2 à 4 ans, une cuillerée foible.

D'un à 2 ans, trois quarts de cuillerée.

De 6 mois à un an, une demi cuillerée.

On fait les doses fortes ou foibles, suivant le tempérament. On doit tendre à être purgé de 4 à 10 fois par chaque dose. Les enfans d'un âge tendre le sont assez de 4 à 5 fois.

Cette Liqueur se prend le matin à jeun ; on peut la prendre ou pure ou mêlée de moitié d'eau sucrée. Si elle est prise pure, ce qui vaut mieux, on prendra autant d'eau sucrée par-dessus, le tout à froid. Chaque fois que la dose opère, on boit une tasse de bouillon maigre aux petites herbes. Si on n'avoit point de petites herbes, on peut les remplacer par des choux verts. Il ne faut pas boire avant d'aller à la garde-robe, quand même on vomiroit; à moins qu'il n'y eût plus de deux heures que la dose fût prise. On ne doit jamais craindre les vomissemens suscités par la Liqueur. Ils ne sont jamais que salutaires quand ils arrivent, et il vaudroit mieux les provoquer que de chercher à les arrêter. Après deux heures de la prise, on pourra donner à téter aux enfans au sein ; pour ceux qui prennent des alimens solides, 3 à 4 heures ; pour ceux de 10 à 20 ans et au-dessus, de 5 à 6 heures. Après ce délai, que la dose agisse encore ou non, on fera son repas comme on le voudra ; en s'abstenant de crudités. La meilleure nourriture, c'est le gras ; on doit aussi se ménager sur les boissons toniques et s'abstenir de viandes ou poissons salés. (Pour obtenir guérison, on doit être persévérant, sur-tout dans des cas rebelles, comme il s'en rencontre quelquefois.)

Les succès obtenus par le secours de cette Liqueur, dans différens cas de maladies, doivent être un motif de confiance pour les malades.

Les flacons de Liqueur sont d'une, 2, 4 et 8 doses.

Les prix sont de 2, 4, 8 et 16 francs.

Les flacons de l'eau sont de même contenance et les prix sont de 60 c., 1 f. 20 c., 2 f. 40 c. et 4 f. 80 c.

Les uns et les autres sont revêtus d'un cachet dont l'empreinte est en tête du présent. (Il seroit fait une remise aux établissemens de charité.)

Le dépôt est,

A Paris,

A Caen,

LES PIANS, ou LE PIAN,

Est une maladie qui attaque particulièrement les nègres en Afrique, en Amérique et en différentes parties du globe, sans que les blancs en soient exempts. Cette maladie se manifeste par une forte éruption de pustules qui croissent successivement et s'élèvent considérablement, et après divers mouvemens, forment des ulcères plus ou moins profonds. L'un d'eux devient ordinairement le plus considérable et prend le nom de *Mama-Pian*, ou mère des Pians; ils affectent le cuir chevelu, le visage et toute autre partie du corps. C'est une maladie des plus terribles.

LA PLIQUE,

Est une maladie non moins hideuse que les précédentes, que l'on rencontre ordinairement en Pologne, en Lithuanie et dans quelques contrées du nord.

Cette maladie, qui n'est pas encore bien définie, est, ce nous semble, une dégénération du système lymphatique, aussi bien que les trois précédentes. Elle attaque les poils et particulièrement les cheveux. Elle les rassemble par nattes qui se forment de différentes manières, s'allongent en forme de vrille ou tire-bouchon, ou restent en masse. C'est pourquoi M. Alibert en désigne trois espèces : la plique multiforme où les cheveux sont aglutinés en masses plus ou moins grosses et longues ; la plique à queue ou solitaire où les cheveux sont réunis en une seule masse ordinairement très-longue, et la plique en masse où les cheveux sont mêlés en une seule masse informe très-volumineuse et ordinairement très lourde. Il semble que cette maladie, qui a été en dernier lieu rangée parmi les phlegmasies cutanées, se porte principalement dans l'espèce de moelle que contiennent les cheveux, les pousse rapidement à la croissance, les entrelace, les tortille, les aglutine. Nous pensons que l'usage de la Liqueur ci-dessus, ayant la puissante vertu de rétablir le système lymphatique, guériroit cette maladie comme la teigne et les dartres.